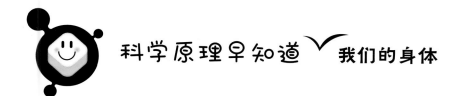

科学原理早知道 我们的身体

我们身体的 总指挥 大脑

[韩] 李承佑 文
[韩] 金贤静 绘
祝嘉雯 译

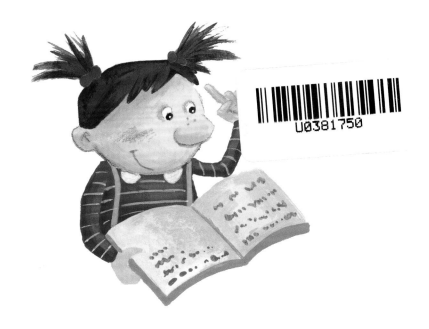

化学工业出版社
·北京·

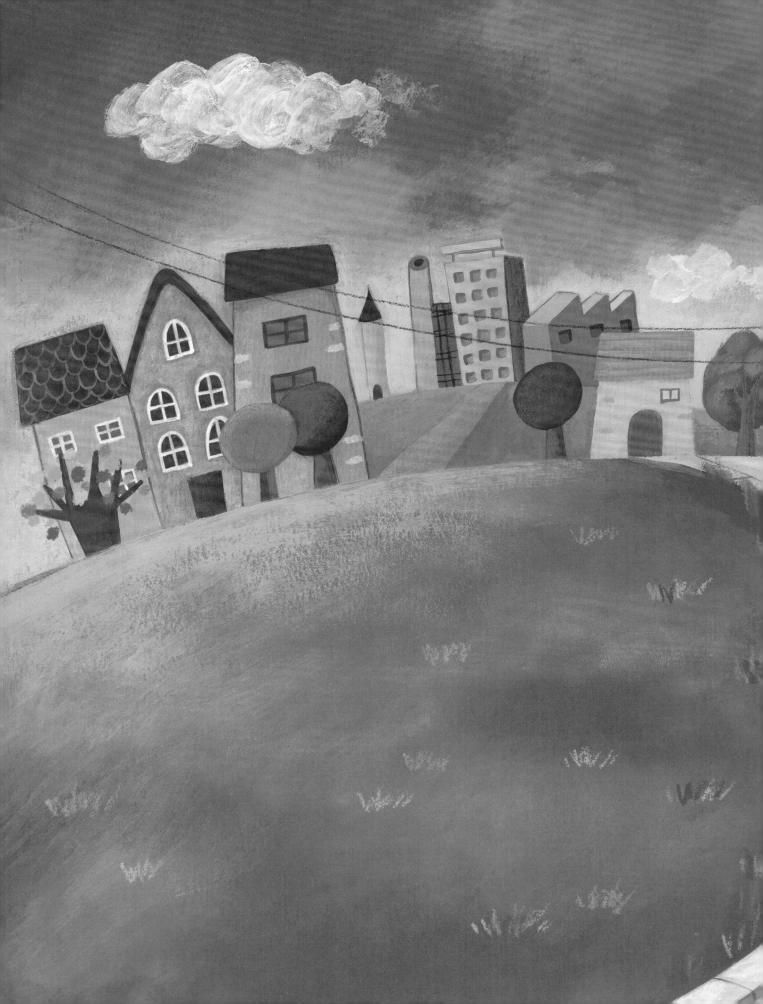

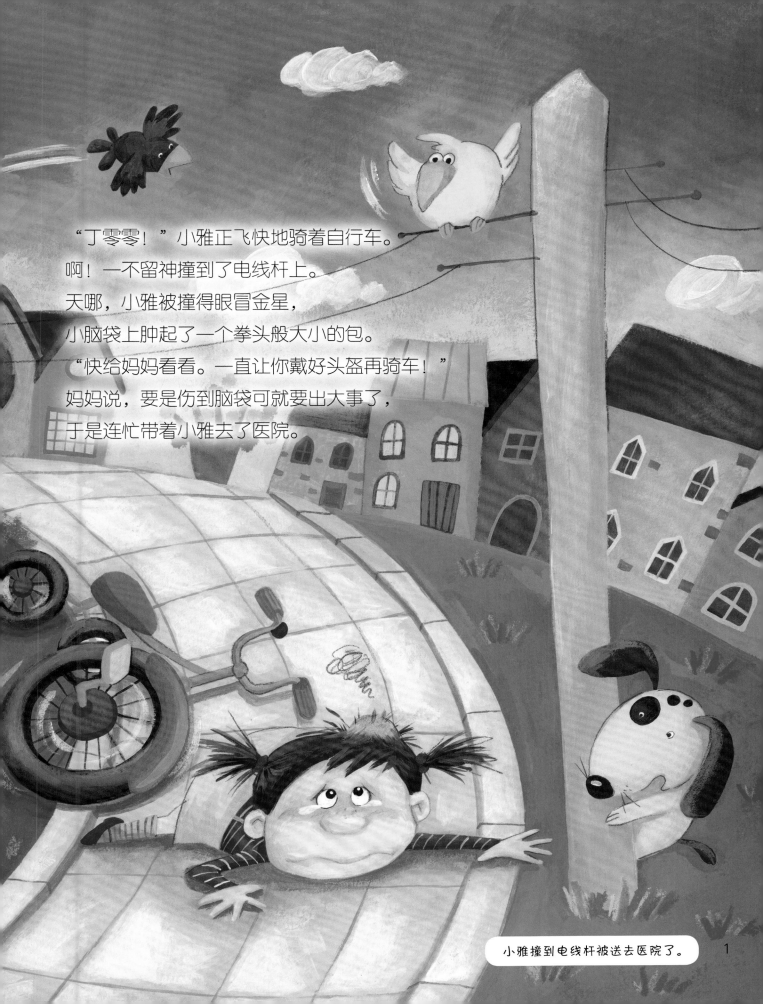

"丁零零！"小雅正飞快地骑着自行车。
啊！一不留神撞到了电线杆上。
天哪，小雅被撞得眼冒金星，
小脑袋上肿起了一个拳头般大小的包。
"快给妈妈看看。一直让你戴好头盔再骑车！"
妈妈说，要是伤到脑袋可就要出大事了，
于是连忙带着小雅去了医院。

小雅撞到电线杆被送去医院了。

1

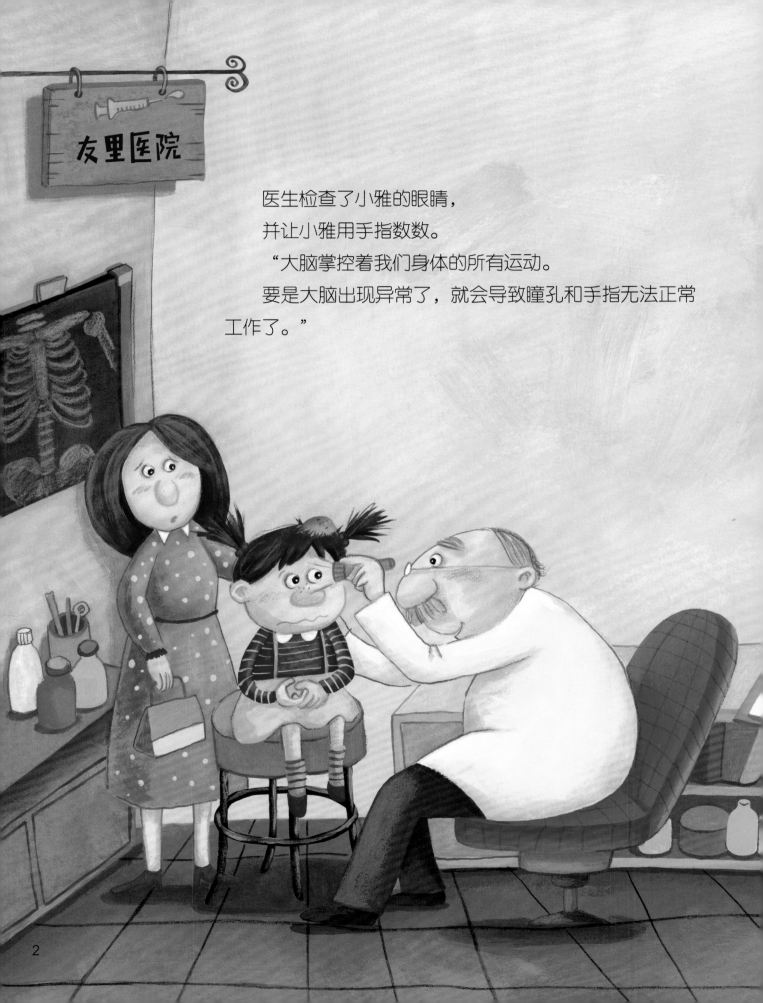

医生检查了小雅的眼睛，
并让小雅用手指数数。
"大脑掌控着我们身体的所有运动。
要是大脑出现异常了，就会导致瞳孔和手指无法正常
工作了。"

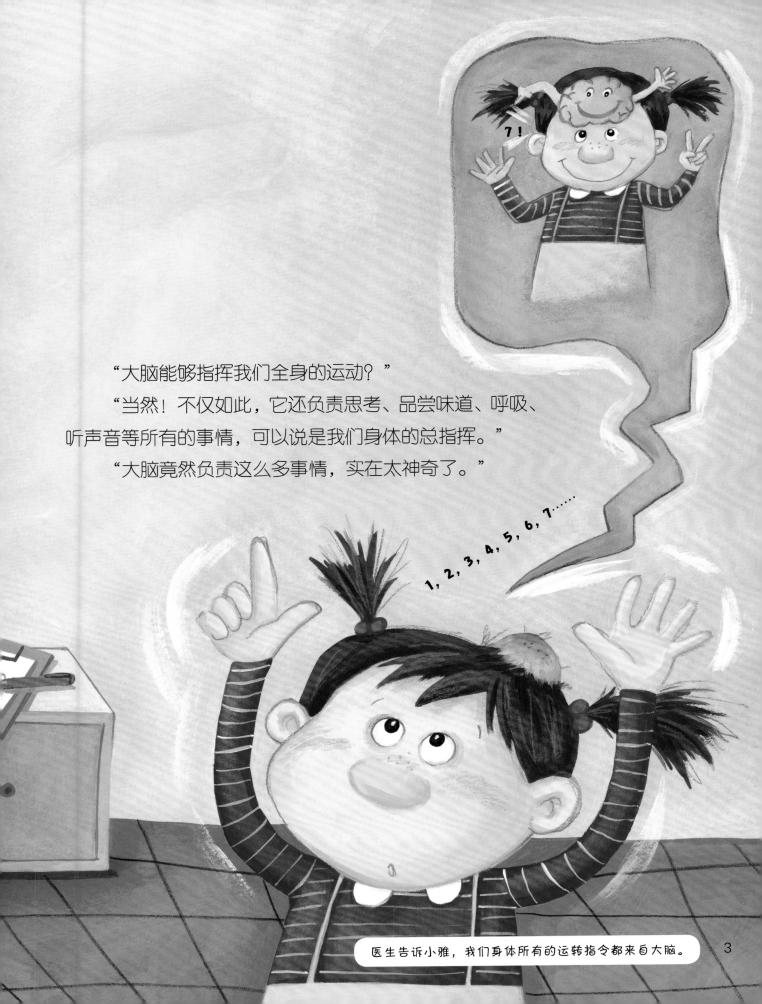

"大脑能够指挥我们全身的运动？"

"当然！不仅如此，它还负责思考、品尝味道、呼吸、听声音等所有的事情，可以说是我们身体的总指挥。"

"大脑竟然负责这么多事情，实在太神奇了。"

1, 2, 3, 4, 5, 6, 7……

7！

接着医生用橡胶锤轻轻叩击小雅膝盖下方的韧带。

"咦，小腿竟然自己弹起来了。"

"这次不是大脑，而是脊髓下达的指令哦。

脊髓与大脑连接，遇到紧急情况的时候，

身体不会等待大脑的指令，而是由脊髓直接下达指令。这叫非条件反射。"

"非条件反射？"

"对的。你的膝跳反射正常，看来脊髓也没有问题。"

碰到滚烫的土豆会立马缩手也是非条件反射哦。

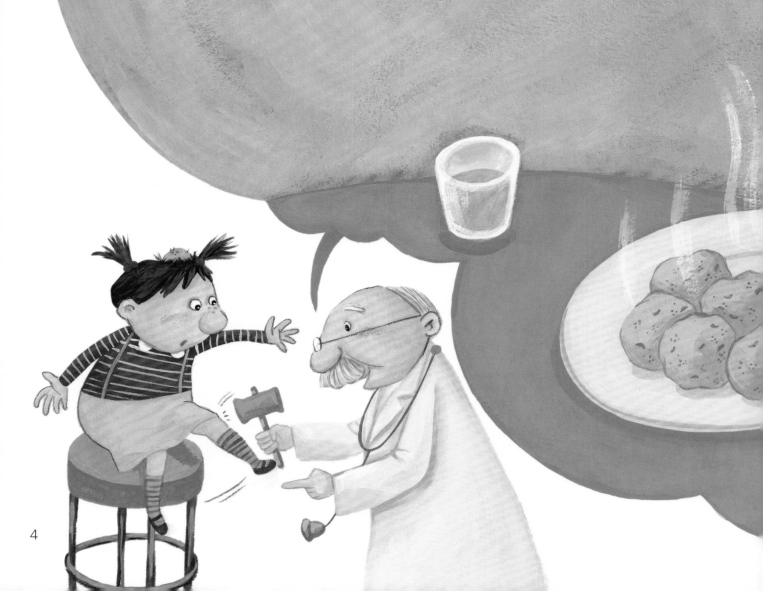

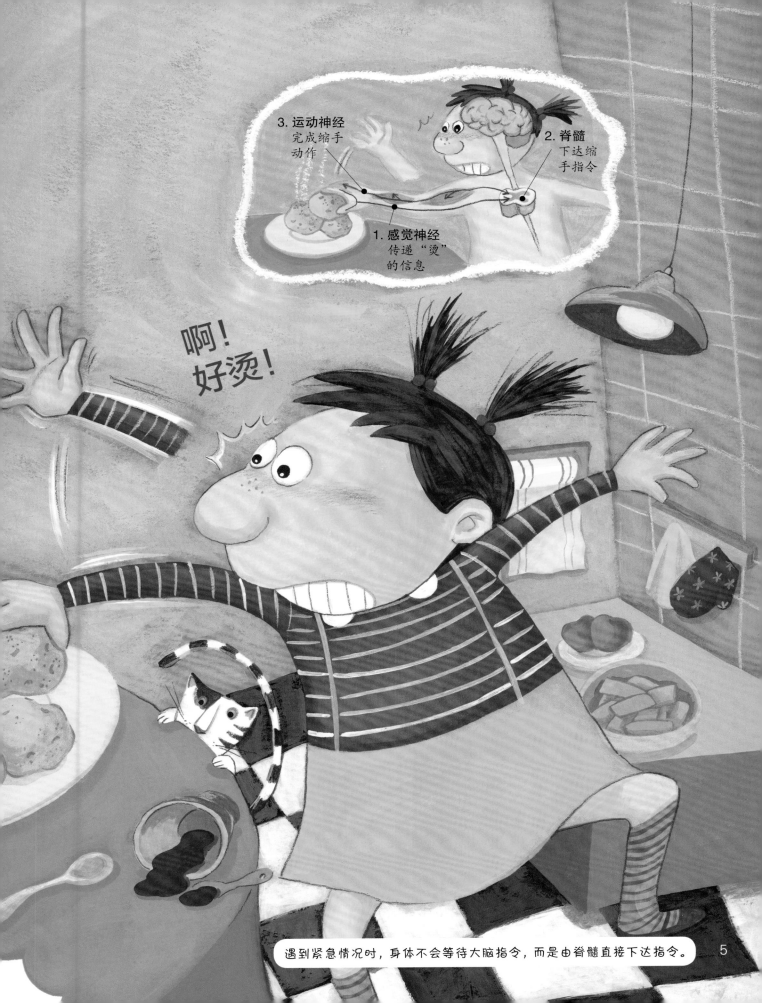

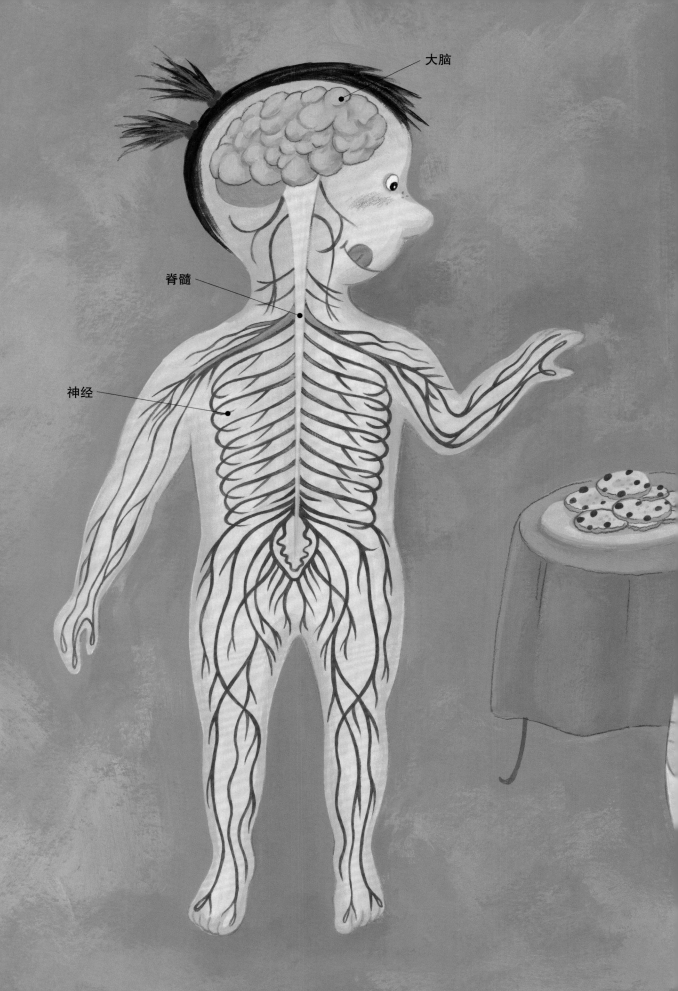

大脑

脊髓

神经

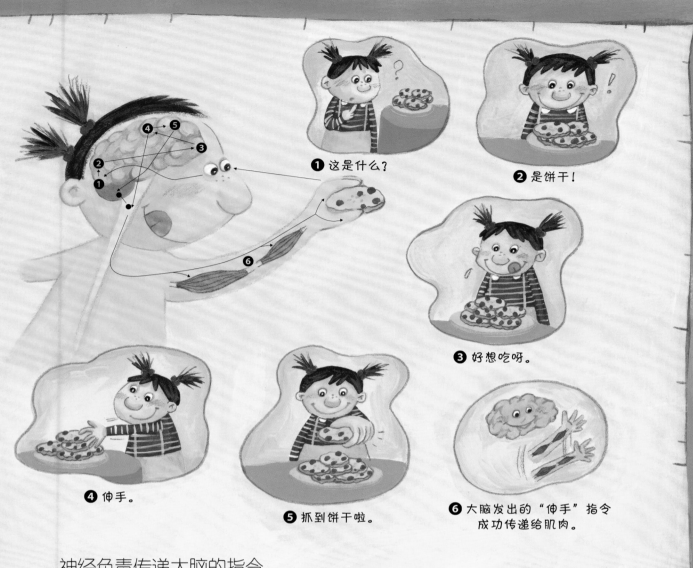

❶ 这是什么？

❷ 是饼干！

❸ 好想吃呀。

❹ 伸手。

❺ 抓到饼干啦。

❻ 大脑发出的"伸手"指令成功传递给肌肉。

神经负责传递大脑的指令，

可以说是人体内的高速公路。

大约有 1 亿条神经像蜘蛛网一样遍布我们全身。

从眼、耳、鼻、舌、皮肤五个感觉器官处获得的信息，

通过神经传递给大脑，

接着大脑下达指令给肌肉。

当然还有一部分神经会将信息传递给其他神经。

神经的信息传递速度非常快。

从眼睛看见饼干到伸手去拿，前后处理时间不到一秒。

神经遍布全身，能够快速传递大脑的指令。

7

神经是如何传递大脑指令的？
神经中传递指令的细胞叫做"神经元"。
神经元能够将各种感觉迅速传递给大脑，
并且将大脑的指令传递给身体。
神经元和神经元之间的微小空间叫做"树突"。
树突就像是接力比赛中的接力棒，
在神经元与神经元之间传递指令。

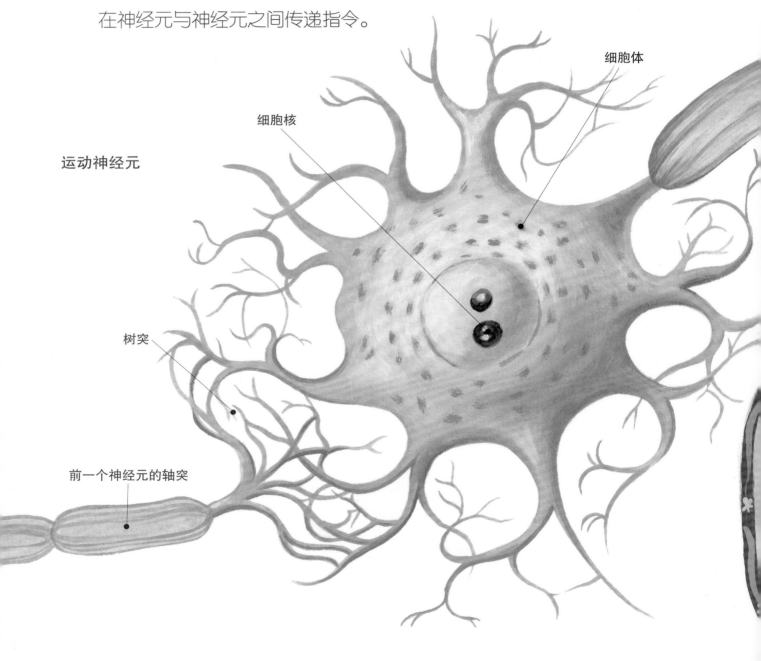

细胞体

细胞核

运动神经元

树突

前一个神经元的轴突

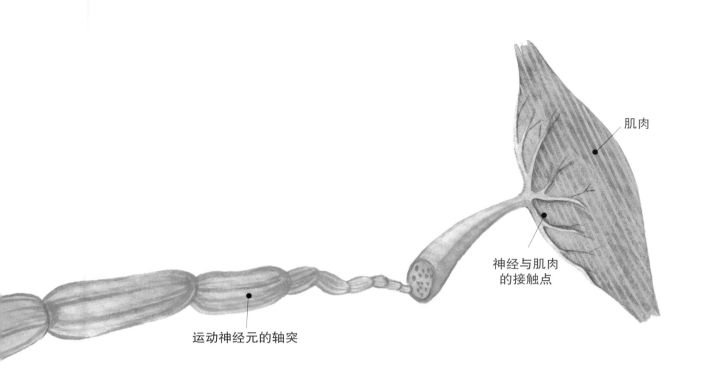

肌肉

神经与肌肉
的接触点

运动神经元的轴突

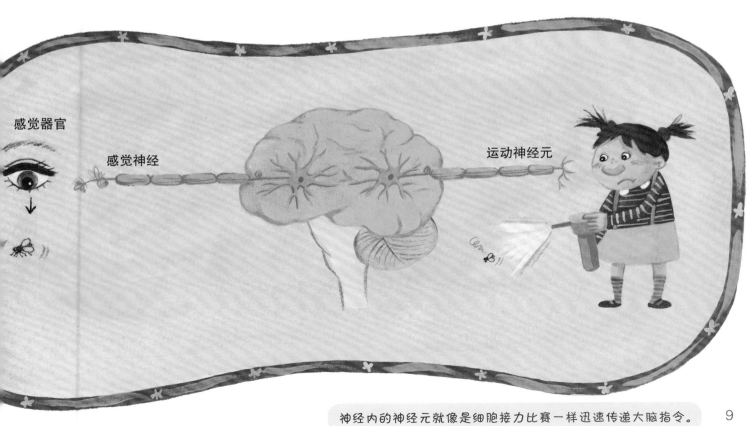

感觉器官

感觉神经

运动神经元

神经内的神经元就像是细胞接力比赛一样迅速传递大脑指令。

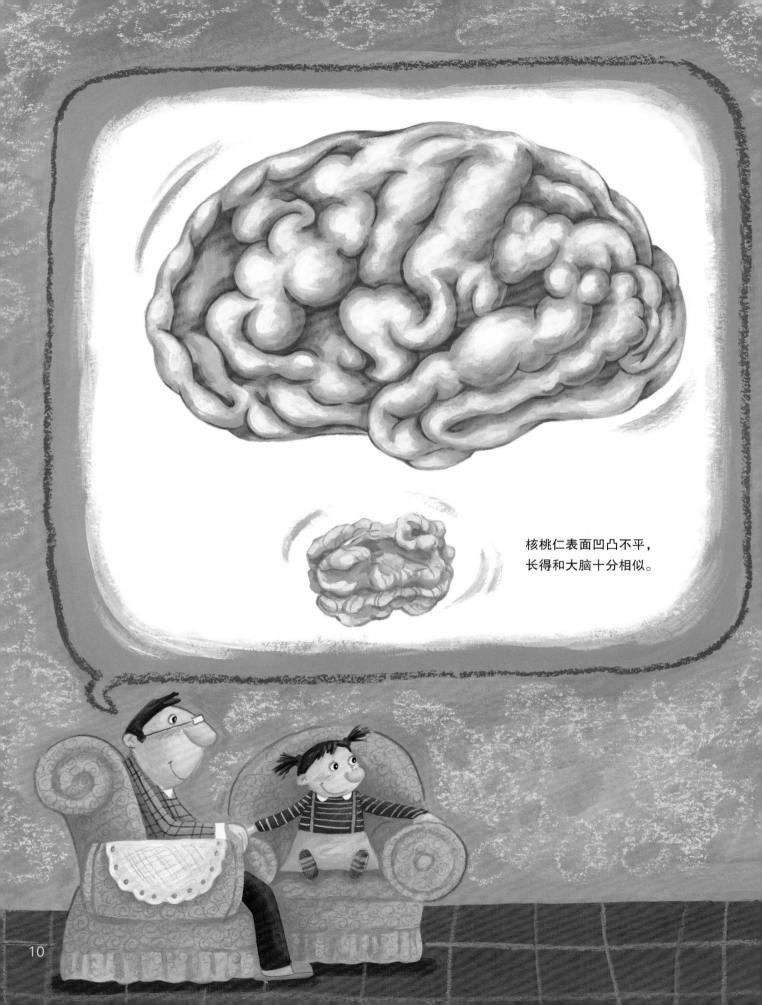

核桃仁表面凹凸不平，
长得和大脑十分相似。

10

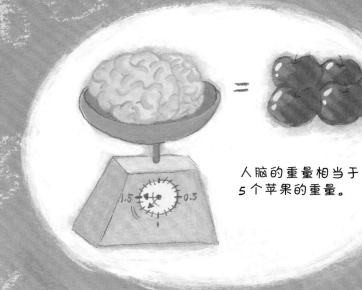

人脑的重量相当于5个苹果的重量。

小雅回到家后更加好奇了。

"爸爸，大脑长什么样呀？"

"大脑长得像核桃仁一样满是褶皱，又像豆腐一样软绵绵的。"

男性大脑的重量大约为 1.4 千克，

而女性大脑的重量则为 1.2 千克左右，也就是说男性大脑要重一些。

不过大脑的大小与聪不聪明没有关系哦。

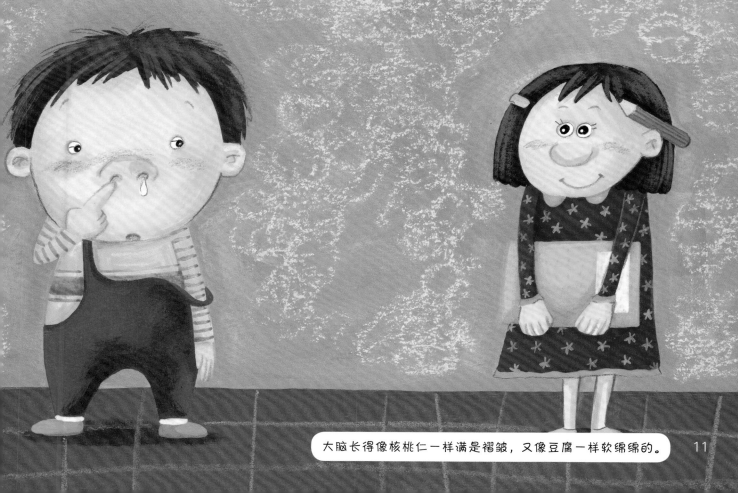

大脑长得像核桃仁一样满是褶皱，又像豆腐一样软绵绵的。

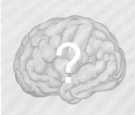

人脑的功能

人脑负责思考和收集身体感知到的各种信息，
同时下达行动指令。来看看人脑都在做什么吧？

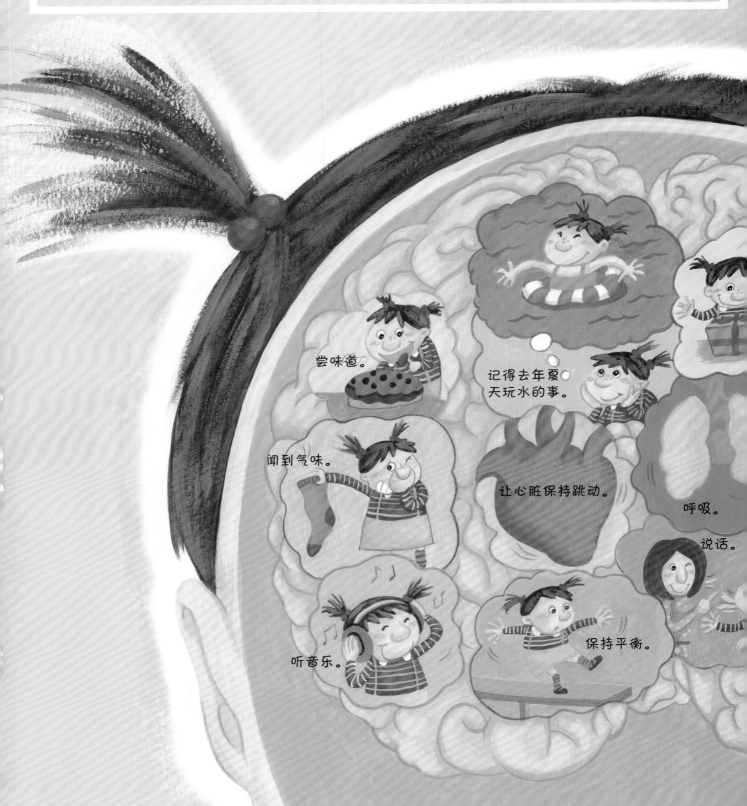

尝味道。

记得去年夏天玩水的事。

闻到气味。

让心脏保持跳动。

呼吸。

说话。

听音乐。

保持平衡。

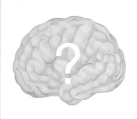

人脑的结构

我们身体的指挥官——大脑究竟长什么样?

人脑由大脑、小脑、丘脑、下丘脑和延髓组成。

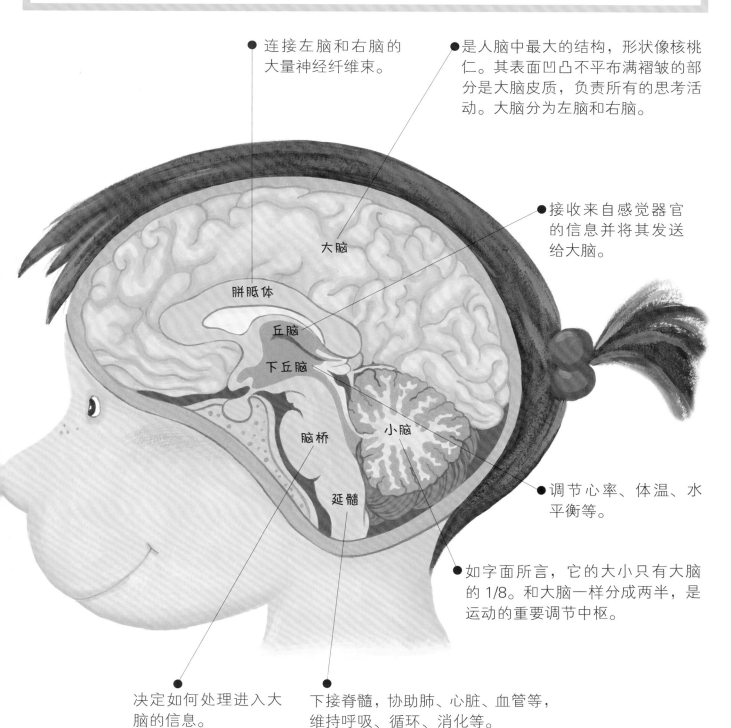

● 连接左脑和右脑的大量神经纤维束。

● 是人脑中最大的结构,形状像核桃仁。其表面凹凸不平布满褶皱的部分是大脑皮质,负责所有的思考活动。大脑分为左脑和右脑。

● 接收来自感觉器官的信息并将其发送给大脑。

大脑

胼胝体

丘脑

下丘脑

脑桥

小脑

延髓

● 调节心率、体温、水平衡等。

● 如字面所言,它的大小只有大脑的 1/8。和大脑一样分成两半,是运动的重要调节中枢。

决定如何处理进入大脑的信息。

下接脊髓,协助肺、心脏、血管等,维持呼吸、循环、消化等。

从上往下看时，我们可以看到大脑分为两半。
右侧大脑半球叫做右脑，左侧大脑半球叫做左脑。
左脑和右脑负责的功能各不相同。

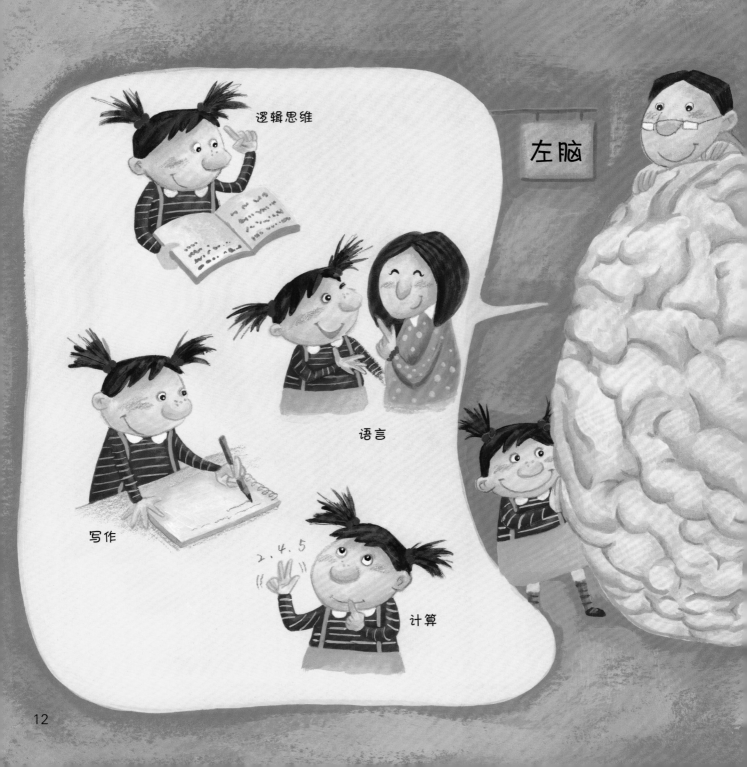

逻辑思维

语言

写作

计算

左脑

右脑控制着左半边身体，

左脑控制着右半边身体。

要是左脑受伤了，

那我们的右手和右脚就有可能再也动不了了。

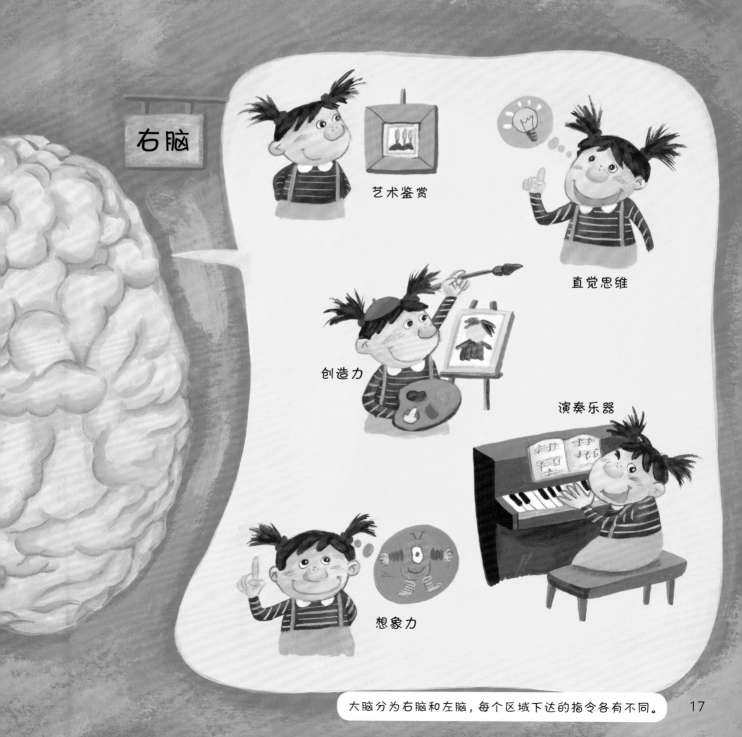

右脑

艺术鉴赏

直觉思维

创造力

演奏乐器

想象力

大脑分为右脑和左脑，每个区域下达的指令各有不同。

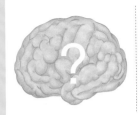

动物的脑

像猴子，包括大猩猩在内，它们的脑子都十分发达，是仅次于人类的高智商动物。

我们知道人脑是最复杂的，但其实小动物的脑子也能做一些非常了不起的事情哦。

越高级的动物其大脑就越发达。大脑与其自身重量成正比，
大脑越大越重，其大脑皮质上的褶皱就越多。

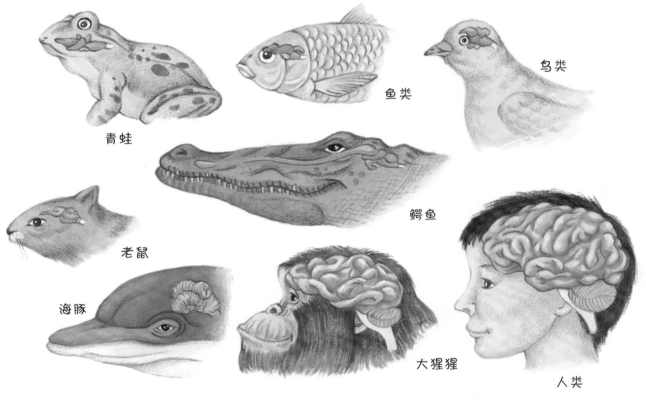

青蛙

鱼类

鸟类

鳄鱼

老鼠

海豚

大猩猩

人类

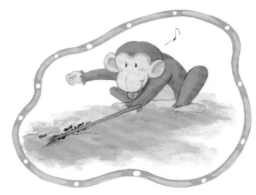

会使用工具的黑猩猩

黑猩猩会用木棍抓蚂蚁吃。
把棍子戳进蚁穴里，蚂蚁们就会顺着棍子往上爬。
黑猩猩很聪明，会动脑子找食物吃。

相互告知花丛所在地的蜜蜂

虽然蜜蜂的大脑还不到 0.01 克，但它却能
掌握十分复杂的信息。
蜜蜂发现花丛后，就会通过跳 "8" 字舞的
方式，将前往路线告知给其他蜜蜂小伙伴。

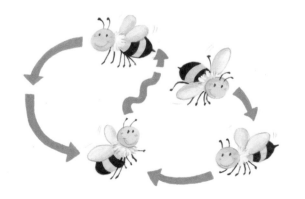

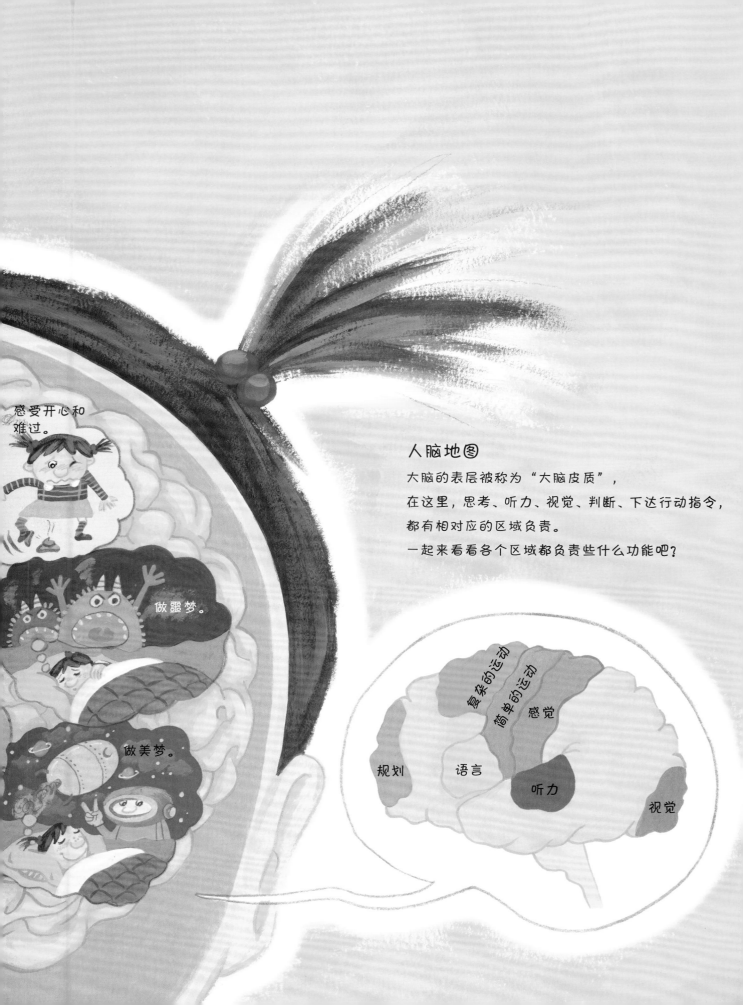

感受开心和
难过。

做噩梦。

做美梦。

人脑地图

大脑的表层被称为"大脑皮质"，
在这里，思考、听力、视觉、判断、下达行动指令，
都有相对应的区域负责。
一起来看看各个区域都负责些什么功能吧？

复杂的运动
简单的运动
感觉
规划
语言
听力
视觉

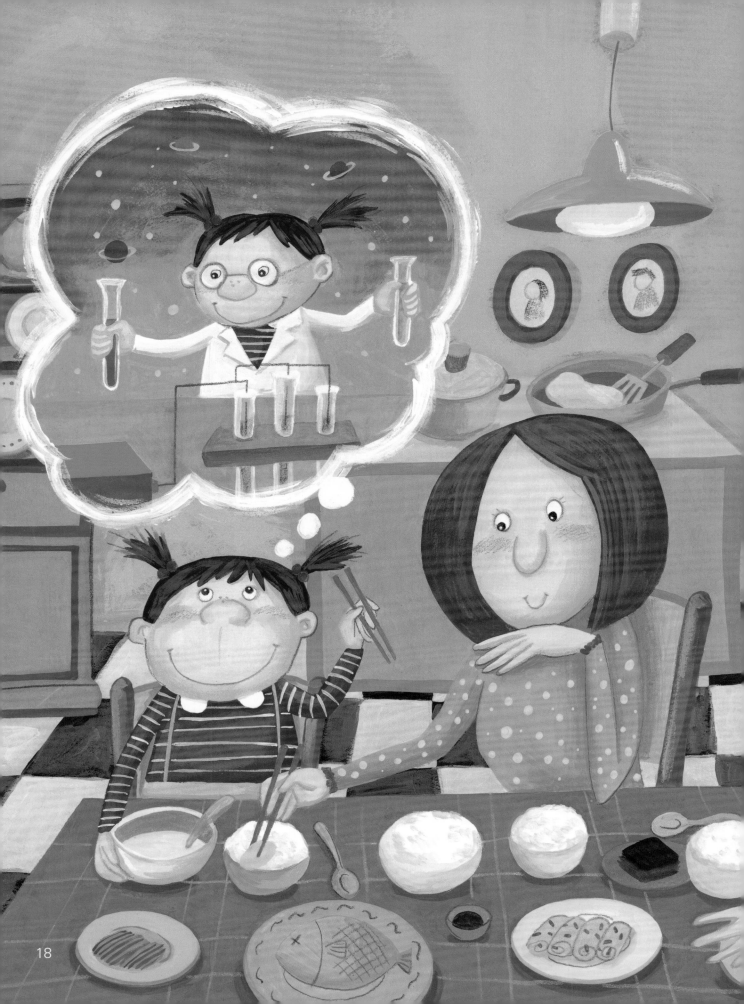

"好像真的是这样！因为我是左撇子，右脑更加发达，
所以学不好数学，并且更喜欢艺术和音乐。"

"也不完全是这样。
左撇子中也有很多优秀的科学家和数学家哦。"

"那我以后也可以成为科学家吗？"

"当然。"

"那我一定要很聪明才行呀，可是我记忆力不好。"

"记忆这种事，只要一直努力练习巩固，
时间长了自然就能记住了。"

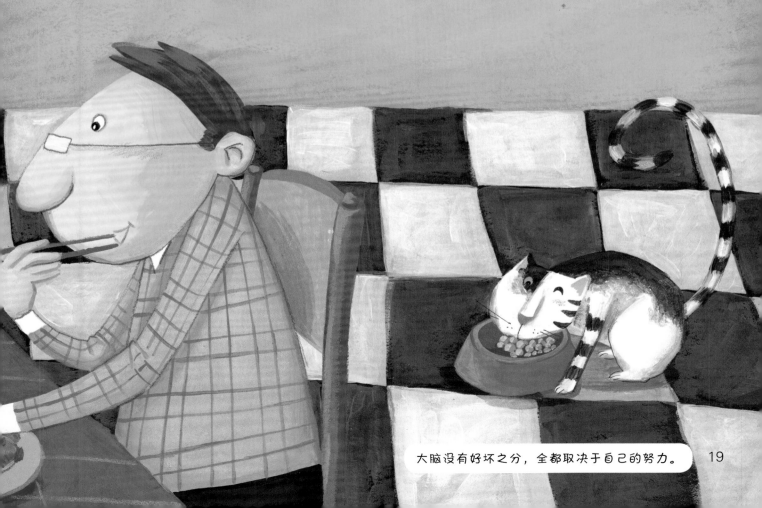

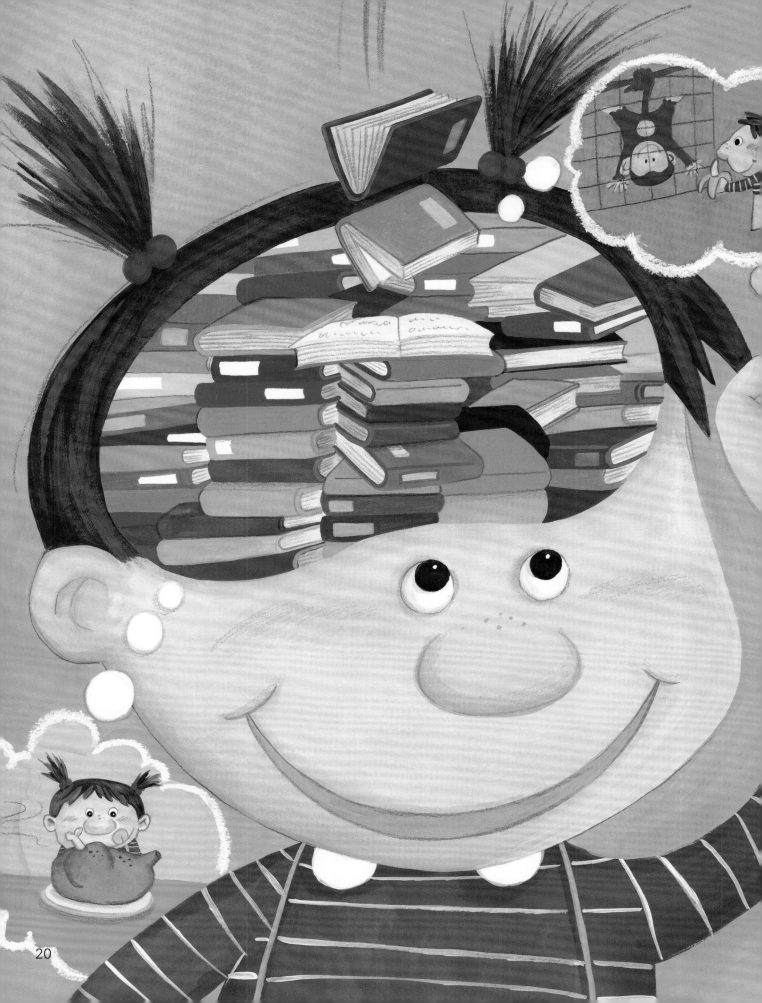

"记忆力还能变好？"

"当然啦。其实我们的大脑可以记住大约 2 万本百科全书的内容。"

"这么多？"

"记忆分为很快就忘记的'短期记忆'和能记很长时间的'长期记忆'。虽然短期记忆停留约 18 秒后就会忘记，但通过巩固练习，可变为长期记忆，就算过去几周甚至几个月都不会忘记。"

"原来记忆要不断巩固，才能长久不忘啊。"

短期记忆就像只听过一遍的电话号码和英语单词，要是不巩固强化的话很快就会忘记。

长期记忆能持续很长时间，比如计算方法、骑自行车的能力都能让人长久记忆。

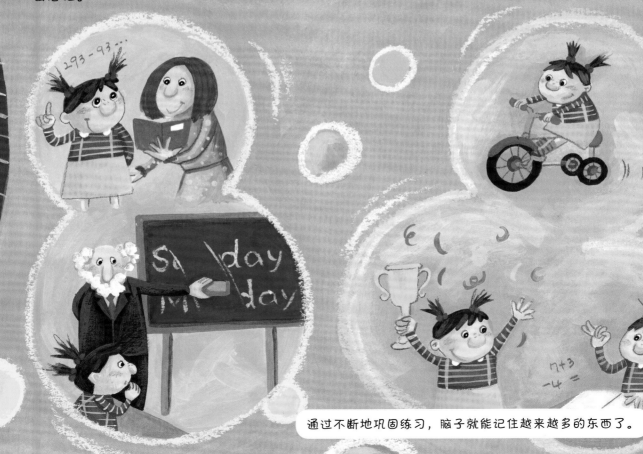

通过不断地巩固练习，脑子就能记住越来越多的东西了。

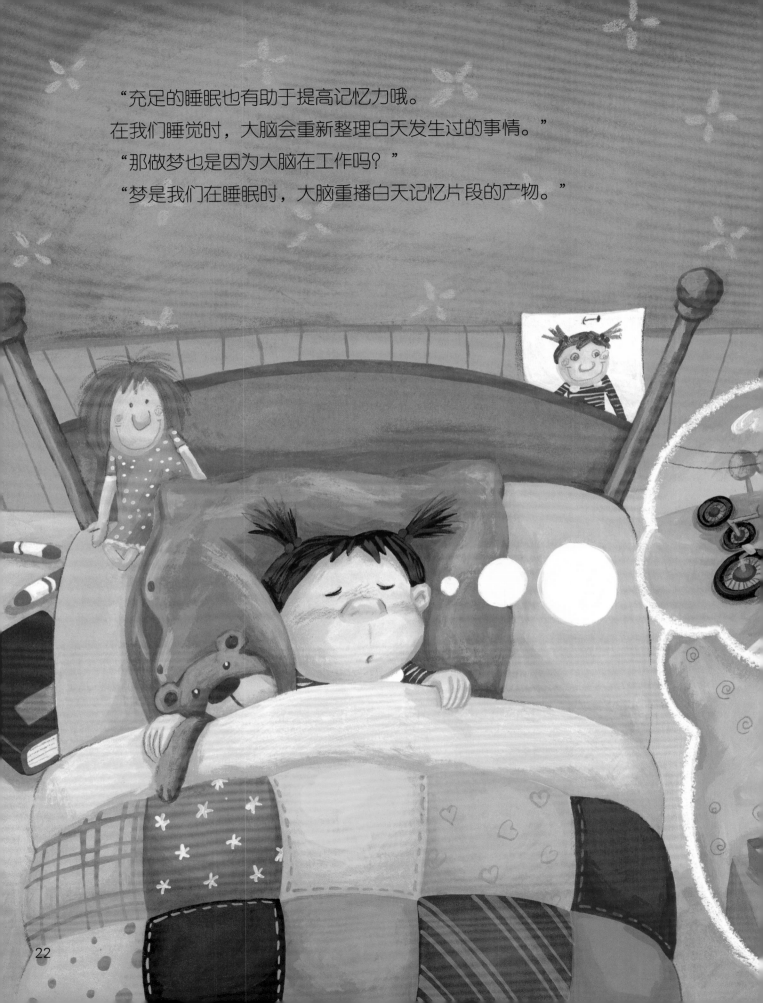

"充足的睡眠也有助于提高记忆力哦。

在我们睡觉时，大脑会重新整理白天发生过的事情。"

"那做梦也是因为大脑在工作吗？"

"梦是我们在睡眠时，大脑重播白天记忆片段的产物。"

做梦一般是在进入深度睡眠之前，也就是浅睡眠状态时进行的。
在小雅的心里，成为科学家的梦想一直存在。

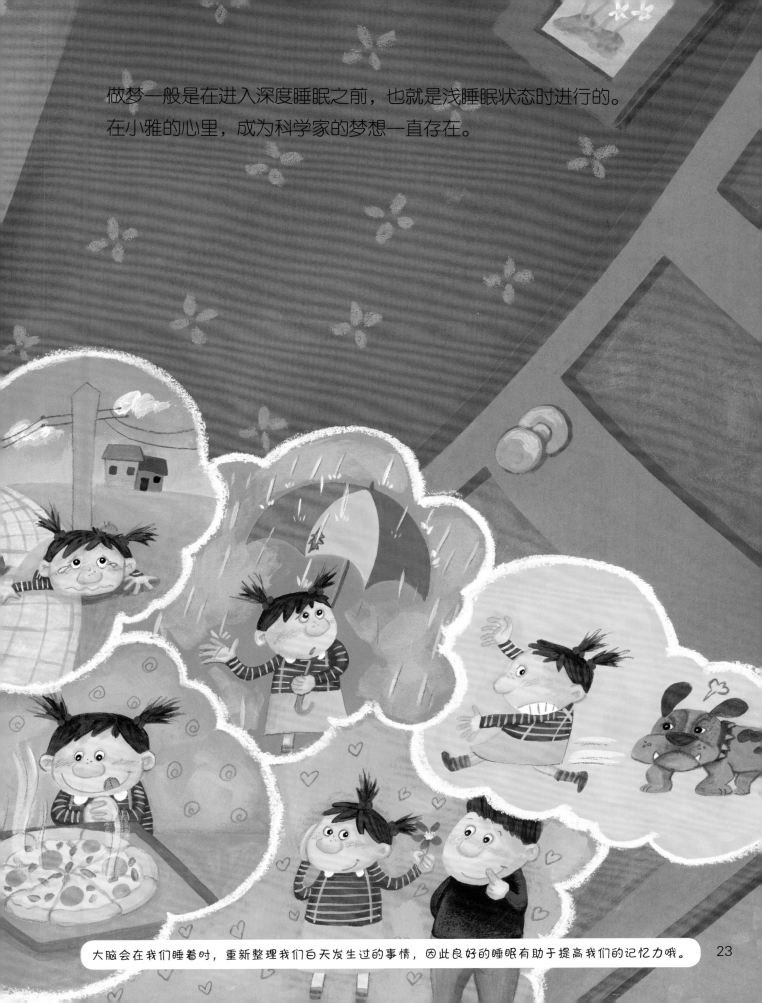

"为了保护这么重要的大脑，我决定以后每天都要戴着头盔。"

"那倒不需要，因为我们的身体一直都在好好地保护着大脑。"

大脑外有头发、头皮、头骨和三层膜的保护。

坚硬的头骨下面，就是保护大脑的三层膜。

不过日常生活中，我们还是应该注意避免大脑受到伤害。

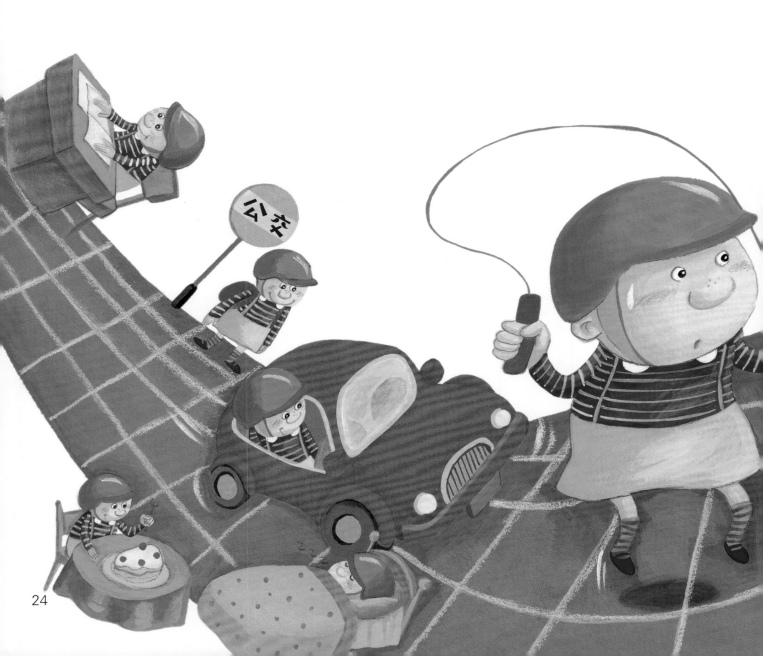

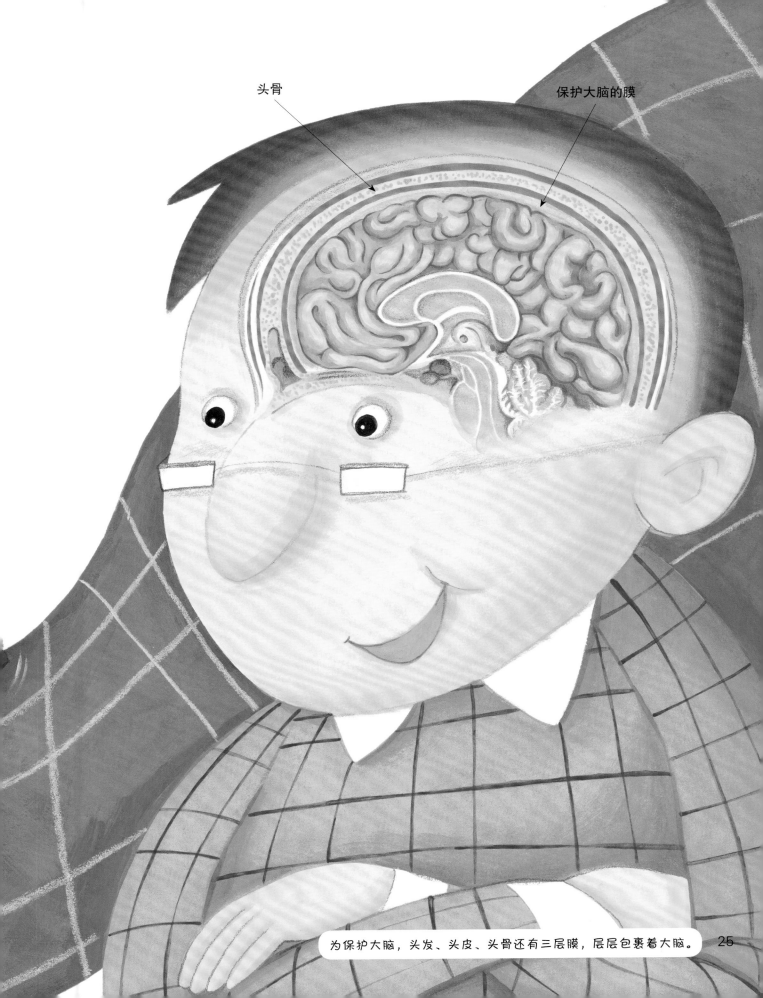

头骨

保护大脑的膜

为保护大脑，头发、头皮、头骨还有三层膜，层层包裹着大脑。

25

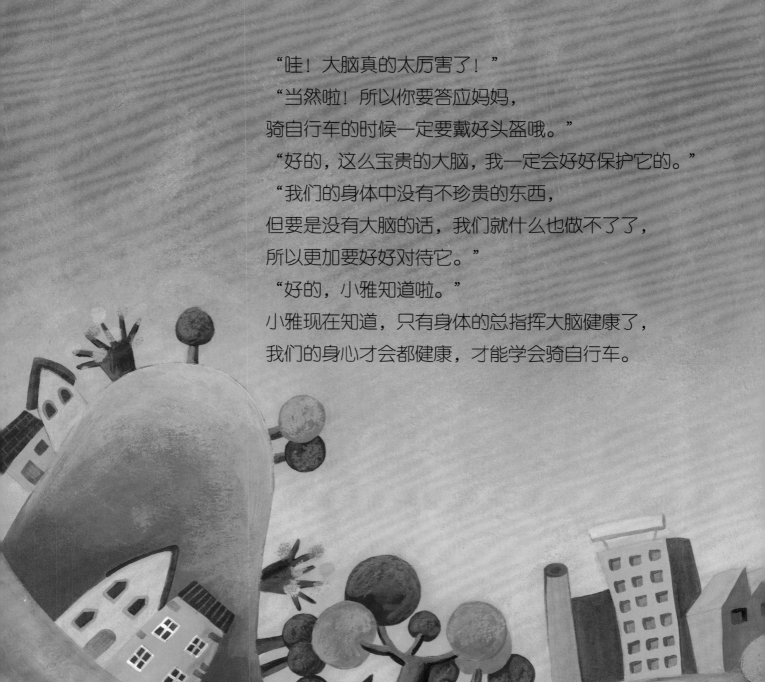

"哇！大脑真的太厉害了！"

"当然啦！所以你要答应妈妈，
骑自行车的时候一定要戴好头盔哦。"

"好的，这么宝贵的大脑，我一定会好好保护它的。"

"我们的身体中没有不珍贵的东西，
但要是没有大脑的话，我们就什么也做不了了，
所以更加要好好对待它。"

"好的，小雅知道啦。"

小雅现在知道，只有身体的总指挥大脑健康了，
我们的身心才会都健康，才能学会骑自行车。

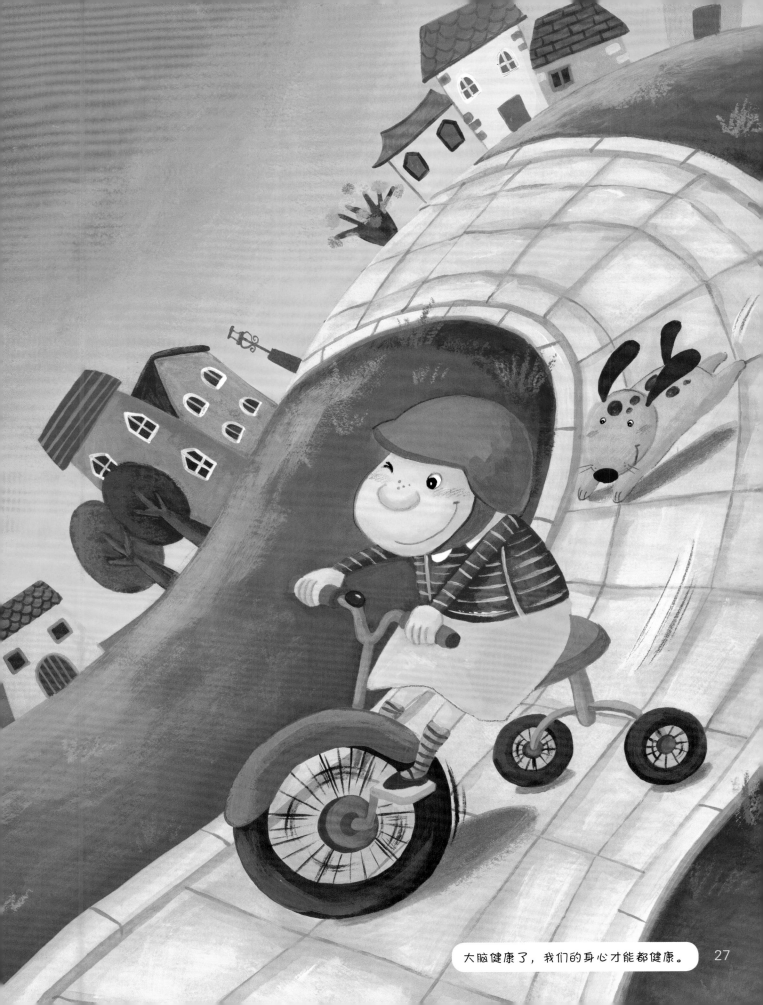

大脑健康了，我们的身心才能都健康。

小腿不自觉地抬起来了

腿或头部受伤去医院时，医生就会用橡胶锤叩击膝盖下方韧带的方法确认我们的身体状况。一起来了解什么是"非条件反射"吧！

准备材料　橡胶锤　高腿椅子

实验方法

1. 坐在椅子上，双腿远离地面。
2. 用橡胶锤轻轻叩击膝盖下方的韧带。

   要是没有橡胶锤，可以将纸卷起来代替。猜猜会发生什么？

实验结果

在没有意识控制的情况下，小腿不自觉地抬起来了。

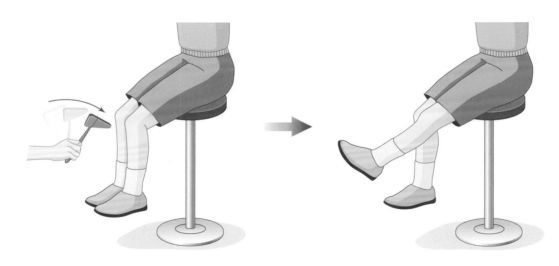

为什么会这样呢？

　　用橡胶锤轻轻叩击膝盖下方的韧带，小腿自行弹起，这种神经活动叫做"非条件反射"。这种活动无需大脑的参与，直接由脊髓向运动神经下达指令。像躲开突然飞来的球，受到惊吓会不自觉地抖肩，这些都是"非条件反射"。

我们身体最敏感的地方是哪里?

我们体内的神经最为敏感,所以就算用铅笔轻轻碰一下,大脑也能立刻感觉到。

准备材料　2支铅笔、透明胶带

实验方法

　　1.用透明胶带将2支铅笔缠绕在一起。

　　2.坐在椅子上并遮住双眼。

　　3.让身边的朋友用铅笔轻触我们的手臂和腿。

　　4.哪个部分能够感觉到有两根铅笔芯?

实验结果

　　手指上的触觉最为敏感。

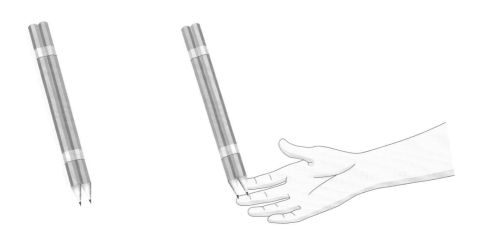

为什么会这样呢?

　　皮肤能感觉到触觉、痛觉和温觉。我们的手非常敏感,因此通过触摸就可以辨别出是什么东西。这是因为我们的手指末端聚集了非常多的触觉神经。

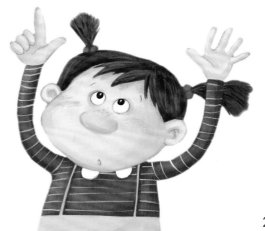

我还想知道更多

提问 身体最需要氧气的地方是哪里？

对人类来说，没有什么比氧气更重要了。但是人们常常会忘记氧气的重要性。我们身体消耗氧气最多的地方不是肺，而是大脑。

肺从空气中吸取氧气，并通过血液将氧气输送至全身各处。我们身体的各个部分根据分工不同所需的氧气含量也不同。大脑的重量虽然只占体重的 2%，但它却能消耗掉 1/4 的氧气。

大脑缺氧的话，就会立即停止工作。要是大脑缺氧超过 8 分钟，人就有可能面临死亡危险。

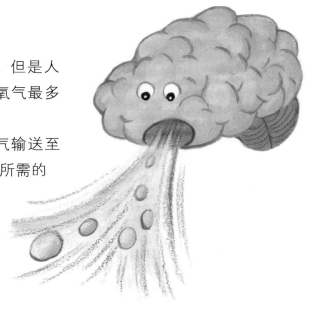

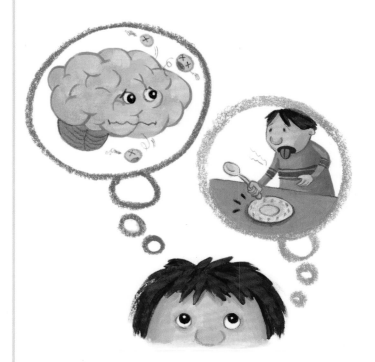

提问 脑细胞真的死了吗？

据说头部受到剧烈撞击，脑细胞就会死亡，且一旦坏死后，就不可再生。

但我们也不需要过于担心脑细胞的死亡，因为大脑中约有 140 亿个大脑神经元细胞，而一个人一生中能用到的量只占其中的 10%。

事实上，脑细胞从我们出生起就开始不断坏死。成人每天约有十万个脑细胞死亡。尤其是在饥饿或睡眠不足的时候，会有更多的脑细胞死亡。

提问 为什么睡觉的时候会说梦话？

有的人会在睡觉的时候说梦话，其实这是大脑中的某部分区域没有进入睡眠所产生的现象。比如嘴周围的肌肉变得特别放松开始喃喃自语，更有甚者会出现梦游的症状。

睡眠类型可分为两种，一种是浅度睡眠，一种是深度睡眠。

人在浅度睡眠时，大脑活动十分活跃。而进入深度睡眠后，大脑的活动就不再那么活跃了。我们每晚的睡眠就是深度睡眠与浅度睡眠的循环往复。一般做梦时都是我们处于浅度睡眠的时候，这个时候的大脑就像我们清醒时一样活跃，眼睑下的眼珠也一直在快速转动。

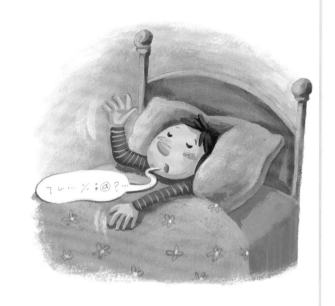

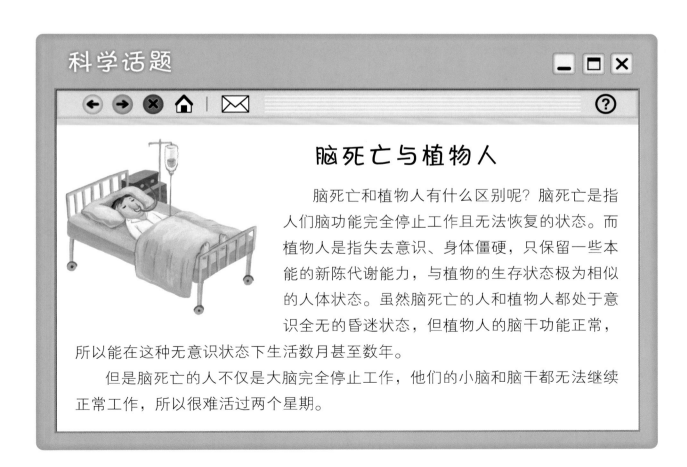

科学话题

脑死亡与植物人

脑死亡和植物人有什么区别呢？脑死亡是指人们脑功能完全停止工作且无法恢复的状态。而植物人是指失去意识、身体僵硬，只保留一些本能的新陈代谢能力，与植物的生存状态极为相似的人体状态。虽然脑死亡的人和植物人都处于意识全无的昏迷状态，但植物人的脑干功能正常，所以能在这种无意识状态下生活数月甚至数年。

但是脑死亡的人不仅是大脑完全停止工作，他们的小脑和脑干都无法继续正常工作，所以很难活过两个星期。

这个一定要知道！

阅读题目，给正确的选项打√。

1 能指挥我们全身所有运动的是?

- [ ] 心脏
- [ ] 大脑
- [ ] 肌肉
- [ ] 脉搏

2 下列选项中，由脊髓下达指令的非条件反射有哪些?

- [ ] 摸到烫的土豆，立刻缩手
- [ ] 看到糖果迅速抓起来
- [ ] 听妈妈的话
- [ ] 叩击膝盖以下，腿不自觉抬高

3 像一直记得怎样骑自行车一样，这种长久不忘的记忆叫做?

- [ ] 短期记忆
- [ ] 长期记忆

4 下列选项中，哪一个不是大脑发出的指令?

- [ ] 闻气味
- [ ] 做噩梦
- [ ] 一直呼吸
- [ ] 吞噬病菌

1. 大脑 / 2. 摸到烫的土豆，立刻缩手，叩击膝盖以下，腿不自觉抬高 / 3. 长期记忆 / 4. 吞噬病菌

科学原理早知道 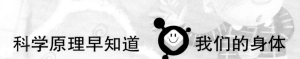 我们的身体

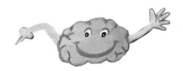

推荐人 朴承载 教授（首尔大学荣誉教授，教育与人力资源开发部科学教育审议委员）
作为本书推荐人的朴承载教授，不仅是韩国科学教育界的泰斗级人物，创立了韩国科学教育学院，任职韩国科学教育组织联合会会长，还担任着韩国科学文化基金会主席研究委员、国际物理教育委员会（IUPAP-ICPE）委员、科学文化教育研究所所长等职务，是韩国儿童科学教育界的领军人物。

推荐人 大卫·汉克（Dr.David E.Hanke）教授（英国剑桥大学教授）
大卫·汉克教授作为本书推荐人，在国际上被公认为是分子生物学领域的权威，并且是将生物、化学等基础科学提升至一个全新水平的科学家。近期积极参与了多个科学教育项目，如科学人才培养计划《科学进校园》等，并提出《科学原理早知道》的理论框架。

编审 李元根 博士（剑桥大学理学博士，韩国科学传播研究所所长）
李元根博士将科学与社会文化艺术相结合，开创了新型科学教育的先河。
参加过《好奇心天国》《李文世的科学园》《卡卡的奇妙科学世界》《电视科学频道》等节目的摄制活动，并在科技专栏连载过《李元根的科学咖啡馆》等文章。成立了首个科学剧团并参与了"LG科学馆"以及"首尔科学馆"的驻场演出。此外，还以儿童及一线教师为对象开展了《用魔法玩转科学实验》的教育活动。

文字 李承佑
毕业于韩国教员大学小学教育系，并在该校研究生院主修了小学科学教育专业。现为首尔堂宗小学教师。十分关注儿童科学教育事业，积极参与小学教师联合组织"小学科学守护者"的活动，并且正在努力让科学学习变得简单而有趣。

插图 金贤静
毕业于成均馆大学艺术教育系，目前是一名插画师。主要作品有《胡桃夹子》《聪明儿子》和《美女与野兽》等。

우리 몸의 사령관 뇌
Copyright © 2007 WONDERLAND Publishing Co.
All rights reserved.
Original Korean edition was published by Publications in 2000
Simplified Chinese Translation Copyright © 2022 by Chemical Industry Press Co., Ltd.
Chinese translation rights arranged with by Wonderland Publishing Co.
through AnyCraft-HUB Corp., Seoul, Korea & Beijing Kareka Consultation Center, Beijing, China.
本书中文简体字版由 Wonderland Publishing Co. 授权化学工业出版社独家发行。
未经许可，不得以任何方式复制或者抄袭本书中的任何部分，违者必究。

北京市版权局著作权合同版权登记号：01-2022-3267

图书在版编目（CIP）数据

我们身体的总指挥：大脑 /（韩）李承佑文；（韩）金贤静绘；祝嘉雯译. —北京：化学工业出版社，2022.6
（科学原理早知道）
ISBN 978-7-122-41002-3

Ⅰ.①我… Ⅱ.①李… ②金… ③祝… Ⅲ.①大脑—儿童读物 Ⅳ.① R338.2-49

中国版本图书馆 CIP 数据核字 (2022) 第 047657 号

责任编辑：张素芳
责任校对：王　静
装帧设计：盟诺文化
封面设计：刘丽华

出版发行：化学工业出版社
　　　　　（北京市东城区青年湖南街13号 邮政编码100011）
印　装：北京华联印刷有限公司
889mm×1194mm　1/16　印张2¼　字数50千字
2023年1月北京第 1 版第 1 次印刷

购书咨询：010-64518888
售后服务：010-64518899
网　　址：http://www.cip.com.cn
凡购买本书，如有缺损质量问题，本社销售中心负责调换。

定　价：25.00元　　　　版权所有　违者必究